前列腺癌标准数据集

（2022）

主　　编　叶定伟

组织编写　复旦大学附属肿瘤医院
　　　　　中国临床肿瘤学会前列腺癌专家委员会

技术支持　神州医疗科技股份有限公司

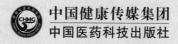
中国健康传媒集团
中国医药科技出版社

内 容 提 要

前列腺癌标准数据集参考中华人民共和国卫生行业标准、国家电子病历及信息化行业标准，以及最新前列腺癌领域诊疗指南，由中国临床肿瘤学会前列腺癌专家委员会的专家们共建而成。全数据集共集成12个大类，462个数据元。数据集由模块名称、子模块、数据元名称、定义、数据类型、数据格式、值域组成。本书适合临床医生及从事肿瘤研究的人员使用。

图书在版编目（CIP）数据

前列腺癌标准数据集 . 2022 / 叶定伟主编 . —北京：中国医药科技出版社，2022.3
ISBN 978-7-5214-3091-2

Ⅰ . ①前… Ⅱ . ①叶… Ⅲ . ①前列腺疾病—癌—标准—数据集—中国 Ⅳ . ① R737.25–65

中国版本图书馆 CIP 数据核字（2022）第 034974 号

美术编辑 陈君杞
版式设计 南博文化

出版 **中国健康传媒集团** | 中国医药科技出版社
地址 北京市海淀区文慧园北路甲 22 号
邮编 100082
电话 发行：010-62227427 邮购：010-62236938
网址 www.cmstp.com
规格 787 × 1092mm $^1/_{16}$
印张 4
字数 68 千字
版次 2022 年 3 月第 1 版
印次 2022 年 3 月第 1 次印刷
印刷 三河市万龙印装有限公司
经销 全国各地新华书店
书号 ISBN 978-7-5214-3091-2
定价 **68.00 元**

获取新书信息、投稿、为图书纠错，请扫码联系我们。

标准数据集说明

    1. 前列腺癌标准数据集参考中华人民共和国卫生行业标准、国家电子病历及信息化行业标准，以及最新前列腺癌领域诊疗指南，由中国临床肿瘤学会前列腺癌专家委员会的专家们共建而成。全数据集共集成12个大类462个数据元。数据集由模块名称（表名）、子模块（组名）、数据元名称、定义、数据类型、数据格式和值域组成。其中：

    （1）编码规则：内部标识符是数据元在数据集中的唯一标识代码，编码方式采用长度为9位的字母、数字混合码，含小数点2位，例如：C61.1.001，含数据集编码、数据集版本顺序号、数据元顺序号三部分，中间加"."分隔。

    （2）数据元名称：每个模块下面包含详细的字段。例如："个人信息"的数据模块中包含姓名、性别、民族等多个字段。

    （3）数据格式：数据元值的表示格式参考《卫生信息数据元目录》WS 363.1-2011数据元属性描述规则中数据格式描述规则。

    （4）值域：由允许值列表规定的值域，可选值较少的，在"值域"属性列直接列举；可选值较多的，在"值域"属性列写值域代码表名称，或注明引用的标准代码表名称和标准号。引用的标准代码表分类：GB/T 推荐性国家标准，CV 国家卫生健康委员会相关统计调查制度的标准，CT卫生信息系统数据元标准。

    （5）模块分类：12个模块数据元分类及表名参考WS 363-2011卫生信息数据元目录的数据元分类原则和中英文命名。

2. 规范性引用文件

WS/T303 卫生信息数据元标准化规则

WS/T671-2020 国家卫生与人口信息数据字典

WS 363-2011 卫生信息数据元目录

WS 364-2011 卫生信息数据元值域代码

WS 445-2014 电子病历基本数据集

GB/T 3304-1991 中国各民族名称的罗马字母拼写法和代码

GB/T 4658-2006 学历代码

GB/T 2261.2-2003 个人基本信息分类与代码 第2部分：婚姻状况代码

GB/T 6565-2015 职业分类与代码

GB/T 2659-2000 世界各国和地区名称代码

GB/T 4761-2008 家庭关系代码

CTCAE 5.0 不良事件通用术语评价标准

ICD-9-CM 国际疾病分类 临床修订版

ICD-10 国际疾病分类标准编码

目录

1. 标识（Identification）··1

2. 人口学及社会经济学特征（Demographics and social economics characteristics）··················2

3. 健康史（Health history）··5

4. 主诉与症状（Chief complaint and symptom）··································7

5. 体格检查（Physical examination）··10

6. 临床辅助检查（Assistant examination）··12

7. 实验室检查（Laboratory examination）··18

8. 医学诊断（Diagnosis）··29

9. 医学评估（Medical assessment）··32

10. 计划与干预（Medical plan and intervention）······························33

11. 卫生费用（Healthcare expenditure）··41

12. 卫生机构（Healthcare organization）··42

13. 数据元值域代码表（Data element range code table）····················43

参考文献··56

1. 标识（Identification）

内部标识符	表名	组名	数据元名称	定义	数据类型	数据格式	值域
C61.1.001	标识	个人标识	患者id	患者在医疗机构信息系统内的唯一标识	字符型	AN..20	—
C61.1.002	标识	个人标识	健康卡号	在已统一发放"中华人民共和国居民健康卡"的地区填写健康卡号码，尚未发放"健康卡"的地区填写"就医卡号"等患者识别码或暂不填写	字符型	AN..20	—
C61.1.003	标识	就诊标识	门诊号	按照某一特定编码规则赋予门诊就诊对象的顺序号	字符型	AN..18	—
C61.1.004	标识	就诊标识	住院号	按照某一特定编码规则赋予住院就诊对象的顺序号	字符型	AN..10	—
C61.1.005	标识	就诊标识	病案号	个体在医疗机构住院或建立家庭病床的病案号	字符型	AN..18	—
C61.1.006	标识	就诊标识	就诊类型	就诊行为在特定分类中的代码	字符型	AN..20	1：住院 2：门诊 3：急诊 4：体检
C61.1.007	标识	就诊标识	就诊日期时间	患者就诊当日的公元纪年日期和时间的完整描述	日期时间型	DT15	—

2. 人口学及社会经济学特征（Demographics and social economics characteristics）

内部标识符	表名	组名	数据元名称	定义	数据类型	数据格式	值域
C61.1.008	人口学及社会经济学特征	个人信息	姓名	个体在公安管理部门正式登记注册的姓氏和名称	字符型	A..50	—
C61.1.009	人口学及社会经济学特征	个人信息	身份证件类别	患者身份证件类别，依据WS364.3–2011 CV02.01.101 身份证件类别代码表	字符型	AN..20	表1.身份证件类别代码表
C61.1.010	人口学及社会经济学特征	个人信息	身份证件号码	身份证件上的唯一法定标识符	字符型	AN..18	—
C61.1.011	人口学及社会经济学特征	个人信息	国籍	患者国籍，依据 GB/T 2659–2000	字符型	AN..30	GB/T 2659–2000
C61.1.012	人口学及社会经济学特征	个人信息	民族	患者本人所属民族，依据GB/T 3304–1991 中国各民族名称	字符型	AN..20	GB/T 3304–1991
C61.1.013	人口学及社会经济学特征	个人信息	出生日期	本人出生当天的公元纪年日期	日期型	D8	—
C61.1.014	人口学及社会经济学特征	个人信息	职业	本人当前职业，依据GB/T 6565–1999 职业分类与代码	字符型	AN..3	GB/T 6565–1999
C61.1.015	人口学及社会经济学特征	个人信息	年龄	就诊当日实足年龄，计量单位为岁	数值型	N..3	—

内部标识符	表名	组名	数据元名称	定义	数据类型	数据格式	值域
C61.1.016	人口学及社会经济学特征	个人信息	婚姻状况	本人当前婚姻状况类别，依据GB/T 2261.2-2003 个人基本信息与分类代码婚姻状况代码	字符型	A..20	GB/T 2261.2-2003
C61.1.017	人口学及社会经济学特征	个人信息	文化程度	标识本人受教育的最高程度类别，依据GB/T 4658-2006 文化程度代码	字符型	A..20	GB/T 4658-2006
C61.1.018	人口学及社会经济学特征	个人信息	医疗保险类别名称	个体参加的医疗保险的类别名称	字符型	A..20	—
C61.1.019	人口学及社会经济学特征	个人信息	电话号码	本人手机号码或家庭座机号码，包括国际、国内区号和分机号	字符型	AN..20	—
C61.1.020	人口学及社会经济学特征	地址	地址类别	表示人的地址的类别	字符型	AN..70	表2.人的地址类别代码表
C61.1.021	人口学及社会经济学特征	地址	地址-省（自治区、直辖市）	地址中的省、自治区或直辖市名称	字符型	AN..70	—
C61.1.022	人口学及社会经济学特征	地址	地址-市（州、地区）	地址中的市或地区名称	字符型	AN..70	—
C61.1.023	人口学及社会经济学特征	地址	地址-县（区）	地址中的县或区名称	字符型	AN..70	—
C61.1.024	人口学及社会经济学特征	地址	地址-乡（镇、街道办事处）	地址中的乡、镇或城市的街道办事处名称	字符型	AN..70	—
C61.1.025	人口学及社会经济学特征	地址	地址-村（街、路、弄等）	地址中的村或城市的街、路、里、弄等名称	字符型	AN..70	—
C61.1.026	人口学及社会经济学特征	地址	地址-门牌号码	地址中的门牌号码	字符型	AN..70	—

2. 人口学及社会经济学特征（Demographics and social economics characteristics）

内部标识符	表名	组名	数据元名称	定义	数据类型	数据格式	值域
C61.1.027	人口学及社会经济学特征	地址	邮政编码	由阿拉伯数字组成，用来表示与地址对应的邮局及其投递区域的邮政通信代号	字符型	N6	—
C61.1.028	人口学及社会经济学特征	联系人信息	联系人姓名	联系人本人在公安户籍管理部门正式登记注册的姓氏和名称	字符型	A..50	—
C61.1.029	人口学及社会经济学特征	联系人信息	联系人关系	联系人与登记病例家庭和社会关系，参照 GB/T 4761–2008 家庭关系代码	字符型	N2	GB/T 4761–2008
C61.1.030	人口学及社会经济学特征	联系人信息	联系人电话号码	联系人的电话号码，包括国际、国内区号和分机号	字符型	AN..20	—

2. 人口学及社会经济学特征（Demographics and social economics characteristics）

3. 健康史〔**Health history**〕

内部标识符	表名	组名	数据元名称	定义	数据类型	数据格式	值域
C61.1.031	健康史	现病史	现病史	对患者当前所患疾病情况的详细描述	字符型	AN..1000	—
C61.1.032	健康史	既往史	既往史	对个体既往健康状况的详细描述	字符型	AN..1000	—
C61.1.033	健康史	既往史	既往疾病种类	个体所患既往疾病在特定分类体系中的类别，参考 WS 364.4–2011 CV02.10.005 既往常见疾病种类代码表	字符型	AN..20	表3.既往常见疾病种类代码表
C61.1.034	健康史	既往史	既往疾病名称	既往所患疾病的名称	字符型	AN..50	ICD–10
C61.1.035	健康史	既往史	患病日期	既往疾病患病的日期，公元纪年方式的年、月、日的组合	日期型	D8	—
C61.1.036	健康史	既往史	患病时长	个体患病的累积时间长度，计量单位为年	数值型	N..5	—
C61.1.037	健康史	既往史	药物治疗标志	标识个体既往疾病是否有药物治疗的经历	逻辑型	T/F	是、否
C61.1.038	健康史	既往史	药物名称	既往疾病治疗用药的药物通用名称	字符型	AN..100	—
C61.1.039	健康史	既往史	手术史标志	标识个体有无手术经历	逻辑型	T/F	是、否
C61.1.040	健康史	既往史	手术名称	个体既往手术治疗的具体手术名称	字符型	AN..100	—
C61.1.041	健康史	既往史	手术日期	手术治疗的日期，公元纪年方式的年、月、日的组合	日期型	D8	—

内部标识符	表名	组名	数据元名称	定义	数据类型	数据格式	值域
C61.1.042	健康史	家族史	家族史	患者家族成员病史记录	字符型	AN..1000	—
C61.1.043	健康史	家族史	家族患者与本人的关系	家族中患病者与本人关系，参考GB/T 4761-2008家庭关系代码	字符型	AN..50	GB/T 4761-2008
C61.1.044	健康史	家族史	家族性疾病名称	近亲中患有家族疾病名称	字符型	AN..50	ICD-10
C61.1.045	健康史	家族史	肿瘤家族史标志	标识个体家族成员中是否有肿瘤患者	逻辑型	T/F	是、否
C61.1.046	健康史	家族史	肿瘤家族史瘤别	家族成员所患肿瘤的疾病名称	字符型	AN..50	ICD-10
C61.1.047	健康史	家族史	前列腺癌家族史标志	标识个体家族成员中是否有前列腺癌患者	逻辑型	T/F	是、否
C61.1.048	健康史	家族史	前列腺癌家族成员人数	家族成员诊断为前列腺恶性肿瘤的人数	数值型	N..2	—
C61.1.049	健康史	家族史	家族成员前列腺癌确诊年龄	家族成员首次诊断为前列腺恶性肿瘤时的实足年龄，计量单位为岁	数值型	N..2	—
C61.1.050	健康史	家族史	家族成员基因检测标志	标识个体家族成员是否做过基因检测	逻辑型	T/F	是、否
C61.1.051	健康史	家族史	家族成员基因检测结果	家族成员基因检测结果描述	字符型	AN..100	—

3.

健康史（Health history）

4. 主诉与症状（Chief complaint and symptom）

内部标识符	表名	组名	数据元名称	定义	数据类型	数据格式	值域
C61.1.052	主诉与症状	主诉	主诉	患者向医师描述的与自身本次疾病相关感受的记录	字符型	AN..100	—
C61.1.053	主诉与症状	主诉	发病日期	疾病发病症状首次出现当日的公元纪年日期	日期型	D8	—
C61.1.054	主诉与症状	症状	症状名称	个体出现的临床主要症状的名称	字符型	AN..50	—
C61.1.055	主诉与症状	症状	首次出现症状日期	个体首次发生某症状的公元纪年日期	日期型	D8	—
C61.1.056	主诉与症状	症状	症状/体征发作持续天数	个体某症状/体征发作的持续天数，计量单位为d	数值型	N..5	—
C61.1.057	主诉与症状	尿路症状	排尿困难标志	标识个体是否有排尿困难症状	逻辑型	T/F	是、否
C61.1.058	主诉与症状	尿路症状	尿急标志	标识个体是否有尿急症状	逻辑型	T/F	是、否
C61.1.059	主诉与症状	尿路症状	尿频标志	标识个体是否有尿频症状	逻辑型	T/F	是、否
C61.1.060	主诉与症状	尿路症状	尿流中断标志	标识个体是否有尿流中断症状	逻辑型	T/F	是、否
C61.1.061	主诉与症状	尿路症状	血尿标志	标识个体是否有血尿症状	逻辑型	T/F	是、否
C61.1.062	主诉与症状	尿路症状	尿失禁标志	标识个体是否有尿失禁症状	逻辑型	T/F	是、否
C61.1.063	主诉与症状	尿路症状	尿潴留标志	标识个体是否有尿潴留症状	逻辑型	T/F	是、否

内部标识符	表名	组名	数据元名称	定义	数据类型	数据格式	值域
C61.1.064	主诉与症状	尿路症状	尿痛标志	标识个体是否有尿痛症状	逻辑型	T/F	是、否
C61.1.065	主诉与症状	尿路症状	肾积水标志	标识个体是否有肾积水症状	逻辑型	T/F	是、否
C61.1.066	主诉与症状	尿路症状	少尿标志	标识个体是否有少尿症状	逻辑型	T/F	是、否
C61.1.067	主诉与症状	尿路症状	无尿标志	标识个体是否有无尿症状	逻辑型	T/F	是、否
C61.1.068	主诉与症状	其他局部症状	血精标志	标识个体是否有血精症状	逻辑型	T/F	是、否
C61.1.069	主诉与症状	其他局部症状	睾丸疼痛标志	标识个体是否有睾丸疼痛症状	逻辑型	T/F	是、否
C61.1.070	主诉与症状	其他局部症状	会阴部疼痛标志	标识个体是否有会阴部疼痛症状	逻辑型	T/F	是、否
C61.1.071	主诉与症状	其他局部症状	勃起功能障碍标志	标识个体是否有勃起功能障碍症状	逻辑型	T/F	是、否
C61.1.072	主诉与症状	其他局部症状	腰痛标志	标识个体是否有腰痛症状	逻辑型	T/F	是、否
C61.1.073	主诉与症状	其他局部症状	腹痛标志	标识个体是否有腹痛症状	逻辑型	T/F	是、否
C61.1.074	主诉与症状	其他局部症状	排便困难标志	标识个体是否有排便困难症状	逻辑型	T/F	是、否
C61.1.075	主诉与症状	其他局部症状	肠梗阻标志	标识个体是否有肠梗阻症状	逻辑型	T/F	是、否
C61.1.076	主诉与症状	其他局部症状	便血标志	标识个体是否有便血症状	逻辑型	T/F	是、否
C61.1.077	主诉与症状	其他局部症状	间断性腹泻标志	标识个体是否有间断性腹泻症状	逻辑型	T/F	是、否
C61.1.078	主诉与症状	全身症状	下肢浮肿标志	标识个体是否有下肢浮肿症状	逻辑型	T/F	是、否
C61.1.079	主诉与症状	全身症状	骨痛标志	标识个体是否有骨痛症状	逻辑型	T/F	是、否
C61.1.080	主诉与症状	全身症状	病理性骨折标志	标识个体是否有病理性骨折症状	逻辑型	T/F	是、否
C61.1.081	主诉与症状	全身症状	淋巴结肿大标志	标识个体是否有淋巴结肿大症状	逻辑型	T/F	是、否
C61.1.082	主诉与症状	全身症状	贫血标志	标识个体是否有贫血症状	逻辑型	T/F	是、否

4.

主诉与症状（Chief complaint and symptom）

内部标识符	表名	组名	数据元名称	定义	数据类型	数据格式	值域
C61.1.083	主诉与症状	全身症状	躯干下肢麻木标志	标识个体是否有躯干、下肢麻木症状	逻辑型	T/F	是、否
C61.1.084	主诉与症状	全身症状	瘫痪标志	标识个体是否有瘫痪症状	逻辑型	T/F	是、否
C61.1.085	主诉与症状	全身症状	全身疼痛标志	标识个体是否有全身疼痛症状	逻辑型	T/F	是、否
C61.1.086	主诉与症状	全身症状	关节疼痛标志	标识个体是否有关节疼痛症状	逻辑型	T/F	是、否
C61.1.087	主诉与症状	全身症状	下肢疼痛标志	标识个体是否有下肢疼痛症状	逻辑型	T/F	是、否

4.
主诉与症状（Chief complaint and symptom）

5. 体格检查（Physical examination）

内部标识符	表名	组名	数据元名称	定义	数据类型	数据格式	值域
C61.1.088	体格检查	一般情况	身高	个体身高的测量值，计量单位为cm	数值型	N3..5,1	—
C61.1.089	体格检查	一般情况	体重	体重的测量值，计量单位为kg	数值型	N2..5,1	—
C61.1.090	体格检查	一般情况	体质指数	根据体重（kg）除以身高平方（m^2）计算出的指数	数值型	N5,2	—
C61.1.091	体格检查	一般情况	检查（测）日期	受检者某项检查（测）当日的公元纪年日期	日期型	D8	—
C61.1.092	体格检查	生命体征	体温	体温的测量值，计量单位为℃	数值型	N4,1	—
C61.1.093	体格检查	生命体征	心率	心脏搏动频率的测量值，计量单位为次/min	数值型	N2..3	—
C61.1.094	体格检查	生命体征	呼吸频率	受检者单位时间内呼吸的次数,计量单位为次/min	数值型	N..3	—
C61.1.095	体格检查	生命体征	收缩压	收缩压的测量值，计量单位为mmHg	数值型	N2..3	—
C61.1.096	体格检查	生命体征	舒张压	舒张压的测量值，计量单位为mmHg	数值型	N2..3	—
C61.1.097	体格检查	生命体征	测量日期时间	测量当日的公元纪年日期和时间的完整描述	日期时间型	DT15	—
C61.1.098	体格检查	评分	ECOG评分值	ECOG_WHOPS评分表评价患者体力活动的分数值	数值型	N1	0、1、2、3、4、5

内部标识符	表名	组名	数据元名称	定义	数据类型	数据格式	值域
C61.1.099	体格检查	评分	卡氏评分值	利用卡劳夫斯基 (Karnofsky) 评分表对个体进行评价的分值	数值型	N..3	—
C61.1.100	体格检查	评分	评分日期	体格检查评分当日的公元纪年日期	日期型	D8	—
C61.1.101	体格检查	专科检查	直肠指检标志	个体是否做直肠指检的标志	逻辑型	T/F	是、否
C61.1.102	体格检查	专科检查	直肠指检日期	个体直肠指检当日的公元纪年日期	日期型	D8	—
C61.1.103	体格检查	专科检查	前列腺大小	直肠指检对前列腺大小的描述	字符型	AN..50	—
C61.1.104	体格检查	专科检查	前列腺结节标志	直肠指检是否触及前列腺结节的标志	逻辑型	T/F	是、否
C61.1.105	体格检查	专科检查	前列腺结节大小	直肠指检触及的前列腺结节大小描述	字符型	AN..50	—
C61.1.106	体格检查	专科检查	前列腺结节位置	直肠指检触及的前列腺结节位置描述	字符型	AN..50	—
C61.1.107	体格检查	专科检查	前列腺结节质地	直肠指检触及的前列腺结节质地描述	字符型	AN..50	—
C61.1.108	体格检查	专科检查	前列腺压痛标志	标志直肠指检是否有前列腺压痛	逻辑型	T/F	是、否
C61.1.109	体格检查	专科检查	前列腺质地	直肠指检对前列腺质地的描述	字符型	AN..50	—
C61.1.110	体格检查	专科检查	中央沟描述	直肠指检对前列腺中央沟的描述	字符型	AN..20	正常、变浅、消失、隆起、其他、未知

5.

体格检查（Physical examination）

6. 临床辅助检查（Assistant examination）

内部标识符	表名	组名	数据元名称	定义	数据类型	数据格式	值域
C61.1.111	临床辅助检查	影像检查	影像检查日期	受检者接受某项检查开始时的公元纪年日期描述	日期型	D8	—
C61.1.112	临床辅助检查	影像检查	影像检查方式	肿瘤影像检查方式	字符型	AN..50	US、CT、MR、PT、NM、其他
C61.1.113	临床辅助检查	影像检查	影像检查部位	标识受检者在某次影像检查中检查部位依据WS538-2017 CV04.30.005检查部位代码	字符型	AN..50	表4.检查部位代码表
C61.1.114	临床辅助检查	影像检查	检查项目名称	受检者影像检查项目的正式名称	字符型	AN..80	—
C61.1.115	临床辅助检查	影像检查	病变位置	影像检查中对肿瘤病灶位置的描述	字符型	AN..50	—
C61.1.116	临床辅助检查	影像检查	病变数量	影像检查中对肿瘤病灶数量的描述	字符型	N1	1个、2个、3个、4个、多个
C61.1.117	临床辅助检查	影像检查	病变大小	影像检查中对肿瘤病灶大小的完整描述	字符型	AN..20	—
C61.1.118	临床辅助检查	影像检查	病变直径	肿瘤病灶最大径线，多个病变取最大值，单位cm	数值型	N1..5,1	—
C61.1.119	临床辅助检查	影像检查	病变类型	肿瘤病灶类型	字符型	AN..20	肿瘤原发灶、肿瘤转移灶、其他

内部标识符	表名	组名	数据元名称	定义	数据类型	数据格式	值域
C61.1.120	临床辅助检查	影像检查	PIRADS评分	影像检查结论中PI-RADS评分数值	数值型	N1	1、2、3、4、5
C61.1.121	临床辅助检查	影像检查	前列腺大小	影像检查中对前列腺大小的描述	字符型	AN..50	—
C61.1.122	临床辅助检查	影像检查	前列腺包膜完整标志	前列腺包膜是否完整的标志	逻辑型	T/F	是、否
C61.1.123	临床辅助检查	影像检查	周围组织及器官侵犯标志	标识是否有周围组织及器官侵犯	逻辑型	T/F	是、否
C61.1.124	临床辅助检查	影像检查	肿瘤侵犯部位	肿瘤侵犯周围组织器官的解剖部位名称	字符型	AN..50	精囊、膀胱颈、尿道、直肠、盆壁、其他
C61.1.125	临床辅助检查	影像检查	转移标志	标识本次检查是否有器官转移	逻辑型	T/F	是、否
C61.1.126	临床辅助检查	影像检查	肿瘤转移部位	肿瘤转移器官的名称	字符型	AN..50	肺、肝、骨、肾、淋巴结、脑、其他
C61.1.127	临床辅助检查	影像检查	骨转移部位	检查结论中骨转移具体解剖部位名称	字符型	AN..50	人体骨骼系统解剖部位名称
C61.1.128	临床辅助检查	其他检查	检查日期	检查开始当日的公元纪年日期	日期型	D8	—
C61.1.129	临床辅助检查	其他检查	检查类别	受检者检查项目所属的类别详细描述	字符型	AN..100	ECG、ES、其他
C61.1.130	临床辅助检查	其他检查	检查部位	受检者在某次检查中检查部位名称	字符型	AN..100	—
C61.1.131	临床辅助检查	其他检查	检查项目名称	受检者检查项目的正式名称	字符型	AN..80	—
C61.1.132	临床辅助检查	其他检查	辅助检查结果	受检者辅助检查结果的详细描述	字符型	AN..1000	—

6.

临床辅助检查（Assistant examination）

内部标识符	表名	组名	数据元名称	定义	数据类型	数据格式	值域
C61.1.133	临床辅助检查	病理检查	标本来源类型	病理标本来源方式的分类	字符型	AN..50	活检标本、内镜下切除标本、无术前辅助治疗的手术标本、术前新辅助治疗的手术标本、其他
C61.1.134	临床辅助检查	病理检查	接收日期	接收病理标本当日的公元纪年日期	日期型	D8	—
C61.1.135	临床辅助检查	病理检查	报告日期	病理报告当日的公元纪年日期	日期型	D8	—
C61.1.136	临床辅助检查	病理检查	病理号	受检者病理检查登记顺序号	字符型	AN..20	—
C61.1.137	临床辅助检查	病理检查	病理报告正文	受检者病理检查结果的详细描述	字符型	AN..1000	—
C61.1.138	临床辅助检查	病理检查	病理检查部位	病理标本取材部位名称	字符型	AN..50	—
C61.1.139	临床辅助检查	病理检查	组织学类型	肿瘤的组织病理学分型	字符型	AN..50	表5.前列腺恶性肿瘤的组织病理学分型表
C61.1.140	临床辅助检查	病理检查	肿瘤组织学等级和分化程度代码	依据肿瘤组织学等级和分化程度诊断的编码表	字符型	N1	表6.肿瘤组织学等级和分化程度诊断编码表
C61.1.141	临床辅助检查	病理检查	血管侵犯标志	标识是否有血管侵犯	逻辑型	T/F	是、否
C61.1.142	临床辅助检查	病理检查	淋巴管侵犯标志	标识是否有淋巴管侵犯	逻辑型	T/F	是、否
C61.1.143	临床辅助检查	病理检查	神经侵犯标志	标识是否有神经侵犯	逻辑型	T/F	是、否
C61.1.144	临床辅助检查	病理检查	前列腺大小	病理检查结果对前列腺大小的描述	字符型	AN..50	—
C61.1.145	临床辅助检查	病理检查	前列腺标本重量	病理检查结果对前列腺重量的描述，计量单位g	数值型	N..3	—
C61.1.146	临床辅助检查	病理检查	Gleason评分	Gleason评分的完整描述	字符型	AN..20	—

6.

临床辅助检查（Assistant examination）

内部标识符	表名	组名	数据元名称	定义	数据类型	数据格式	值域
C61.1.147	临床辅助检查	病理检查	ISUP分级	病理检查结果中ISUP分级	字符型	AN..20	1级、2级、3级、4级、5级
C61.1.148	临床辅助检查	病理检查	前列腺上皮内瘤变标志	标识病理检查结果是否是前列腺上皮内瘤变	逻辑型	T/F	是、否
C61.1.149	临床辅助检查	病理检查	纤维被膜累及标志	标识是否有纤维被膜累及	逻辑型	T/F	是、否
C61.1.150	临床辅助检查	病理检查	包膜外侵犯标志	标识是否有包膜外侵犯	逻辑型	T/F	是、否
C61.1.151	临床辅助检查	病理检查	精囊侵犯标志	标识是否有精囊侵犯	逻辑型	T/F	是、否
C61.1.152	临床辅助检查	病理检查	输精管侵犯标志	标识是否有输精管侵犯	逻辑型	T/F	是、否
C61.1.153	临床辅助检查	病理检查	尿道侵犯标志	标识是否有尿道侵犯	逻辑型	T/F	是、否
C61.1.154	临床辅助检查	病理检查	其他侵犯部位名称	其他侵犯解剖部位名称	字符型	AN..50	—
C61.1.155	临床辅助检查	病理检查	切缘位置	肿瘤手术切缘解剖部位描述	字符型	AN..20	—
C61.1.156	临床辅助检查	病理检查	切缘状态	肿瘤手术切缘受累情况描述	字符型	AN..20	切缘阳性、切缘阴性、肿瘤到达切缘、不适用、未知
C61.1.157	临床辅助检查	病理检查	淋巴结转移标志	标识受检者是否有区域淋巴结转移	逻辑型	T/F	是、否
C61.1.158	临床辅助检查	病理检查	阳性淋巴结的部位	淋巴结转移的解剖分区名称	字符型	AN..50	—
C61.1.159	临床辅助检查	病理检查	肿瘤转移部位	肿瘤转移解剖部位的名称	字符型	AN..50	—
C61.1.160	临床辅助检查	病理检查	肿瘤退缩分级	术前新辅助治疗的手术切除标本,评价原发肿瘤病灶退缩情况	字符型	AN..20	—

6.

临床辅助检查(Assistant examination)

内部标识符	表名	组名	数据元名称	定义	数据类型	数据格式	值域
C61.1.161	临床辅助检查	活检病理	穿刺点名称	前列腺穿刺点标识名称	字符型	AN..20	—
C61.1.162	临床辅助检查	活检病理	穿刺组织长度	穿刺组织长度，计量单位mm	数值型	N1..2	—
C61.1.163	临床辅助检查	活检病理	穿刺点GLEASON评分	穿刺点GLEASON评分的完整描述	字符型	AN..20	—
C61.1.164	临床辅助检查	活检病理	穿刺点癌灶比例	穿刺点癌灶比例，计量单位%	数值型	N1..3	—
C61.1.165	临床辅助检查	活检病理	组织学类型	肿瘤的组织学分型	字符型	AN..20	表5.前列腺恶性肿瘤的组织病理学分型表
C61.1.166	临床辅助检查	活检病理	穿刺总数	前列腺穿刺总针数	数值型	N1..2	—
C61.1.167	临床辅助检查	活检病理	穿刺阳性总数	前列腺穿刺标本中阳性结果总针数	数值型	N1..2	—
C61.1.168	临床辅助检查	活检病理	分级分组	穿刺病理ISUP分级分组	字符型	AN..20	1级、2级、3级、4级、5级
C61.1.169	临床辅助检查	免疫组化	p504s	免疫组化检测结果	字符型	AN..20	—
C61.1.170	临床辅助检查	免疫组化	p63	免疫组化检测结果	字符型	AN..20	—
C61.1.171	临床辅助检查	免疫组化	34βE12	免疫组化检测结果	字符型	AN..20	—
C61.1.172	临床辅助检查	免疫组化	CK5/6	免疫组化检测结果	字符型	AN..20	—
C61.1.173	临床辅助检查	免疫组化	PSA	免疫组化检测结果	字符型	AN..20	—
C61.1.174	临床辅助检查	免疫组化	PSMA/P501s	免疫组化检测结果	字符型	AN..20	—
C61.1.175	临床辅助检查	免疫组化	ERG	免疫组化检测结果	字符型	AN..20	—
C61.1.176	临床辅助检查	免疫组化	Ki-67	免疫组化检测结果	字符型	AN..20	—

6.
临床辅助检查（Assistant examination）

内部标识符	表名	组名	数据元名称	定义	数据类型	数据格式	值域
C61.1.177	临床辅助检查	免疫组化	NKX3.1	免疫组化检测结果	字符型	AN..20	—
C61.1.178	临床辅助检查	免疫组化	PAX2	免疫组化检测结果	字符型	AN..20	—
C61.1.179	临床辅助检查	免疫组化	PAX8	免疫组化检测结果	字符型	AN..20	—
C61.1.180	临床辅助检查	免疫组化	CK7	免疫组化检测结果	字符型	AN..20	—
C61.1.181	临床辅助检查	免疫组化	CK20	免疫组化检测结果	字符型	AN..20	—
C61.1.182	临床辅助检查	免疫组化	CDX-2	免疫组化检测结果	字符型	AN..20	—
C61.1.183	临床辅助检查	免疫组化	villin	免疫组化检测结果	字符型	AN..20	—
C61.1.184	临床辅助检查	免疫组化	β-catenin	免疫组化检测结果	字符型	AN..20	—
C61.1.185	临床辅助检查	免疫组化	S-100	免疫组化检测结果	字符型	AN..20	—

6.

临床辅助检查（Assistant examination）

7. 实验室检查（Laboratory examination）

内部标识符	表名	组名	数据元名称	定义	数据类型	数据格式	值域
C61.1.186	实验室检查	血常规	检测时间	实验室检查公元纪年日期和时间的完整描述	日期时间型	DT15	—
C61.1.187	实验室检查	血常规	异常标识	检验结果异常情况标识	字符型	AN..10	—
C61.1.188	实验室检查	血常规	参考区间	检验结果正常值参考区间	字符型	AN..20	—
C61.1.189	实验室检查	血常规	白细胞计数值	受检者单位容积血液中白细胞数量值，计量单位为10^9/L	数值型	N..4,1	—
C61.1.190	实验室检查	血常规	单核细胞计数值	受检者单位容积周围血液中单核细胞的数量值，计量单位为10^9/L	数值型	N..4,1	—
C61.1.191	实验室检查	血常规	红细胞计数值	受检者单位容积血液内红细胞的数量值，计量单位为10^{12}/L	数值型	N3,1	—
C61.1.192	实验室检查	血常规	中性粒细胞计数值	受检者单位容积血液内中性粒细胞数量值，计量单位为10^9/L	数值型	N..4,1	—
C61.1.193	实验室检查	血常规	淋巴细胞计数值	受检者单位容积周围血液中淋巴细胞数量值，计量单位为10^9/L	数值型	N..4,1	—
C61.1.194	实验室检查	血常规	嗜酸性粒细胞计数值	受检者单位容积周围血液中嗜酸性粒细胞数量值，计量单位为10^9/L	数值型	N..4,1	—

内部标识符	表名	组名	数据元名称	定义	数据类型	数据格式	值域
C61.1.195	实验室检查	血常规	嗜碱性粒细胞计数值	受检者单位容积周围血液中嗜碱性粒细胞数量值，计量单位为10^9/L	数值型	N..4,1	—
C61.1.196	实验室检查	血常规	中性粒细胞百分比	受检者血液中中性粒细胞占粒细胞的百分比，计量单位为%	数值型	N..5,2	—
C61.1.197	实验室检查	血常规	淋巴细胞百分比	受检者血液中淋巴细胞占白细胞的百分比，计量单位为%	数值型	N..5,2	—
C61.1.198	实验室检查	血常规	嗜碱性粒细胞百分比	血液中嗜碱性粒细胞占粒细胞的百分比，计量单位为%	数值型	N..5,2	—
C61.1.199	实验室检查	血常规	嗜酸性粒细胞百分比	个体血液中嗜酸性粒细胞占粒细胞的百分比，计量单位为%	数值型	N..5,2	—
C61.1.200	实验室检查	血常规	单核细胞百分比	个体血液中单核细胞占白细胞的百分比，计量单位为%	数值型	N..5,2	—
C61.1.201	实验室检查	血常规	血小板计数值	受检者单位容积血液内血小板的数量值，计量单位为10^9/L	数值型	N..5,2	—
C61.1.202	实验室检查	血常规	血红蛋白值	受检者单位容积血液中血红蛋白的含量值，计量单位为g/L	数值型	N..3	—
C61.1.203	实验室检查	血常规	平均红细胞体积	受检者周围血液中平均红细胞体积，计量单位为fL	数值型	N2..3	—
C61.1.204	实验室检查	血常规	平均红细胞血红蛋白含量	受检者周围血液中平均红细胞血红蛋白含量，计量单位为pg	数值型	N2..3	—
C61.1.205	实验室检查	血常规	平均红细胞血红蛋白浓度	受检者周围血液中平均红细胞血红蛋白浓度，计量单位为g/L	数值型	N2..3	—
C61.1.206	实验室检查	血常规	红细胞体积分布宽度	受检者血液中红细胞体积分布宽度，计量单位为%	数值型	N2..3	—

7.

实验室检查（Laboratory examination）

内部标识符	表名	组名	数据元名称	定义	数据类型	数据格式	值域
C61.1.207	实验室检查	血常规	血小板分布宽度	受检者血液中血小板分布宽度，计量单位为%	数值型	N2..3	—
C61.1.208	实验室检查	血常规	平均血小板体积	受检者血液中平均血小板体积，计量单位为fL	数值型	N2..3	—
C61.1.209	实验室检查	血常规	大血小板比率	个体血液中大型血小板占血小板的百分比，计量单位为%	数值型	N..5,2	—
C61.1.210	实验室检查	血常规	红细胞压积	受检者血液中红细胞体积与全血体积的比值，计量单位L/L	数值型	N..5,2	—
C61.1.211	实验室检查	血常规	血小板压积	受检者血液血小板体积与全血体积的比值，计量单位L/L	数值型	N..5,2	—
C61.1.212	实验室检查	尿常规	检测时间	实验室检查公元纪年日期和时间的完整描述	日期时间型	DT15	—
C61.1.213	实验室检查	尿常规	异常标识	检验结果异常情况标识	字符型	AN..10	—
C61.1.214	实验室检查	尿常规	参考区间	检验结果正常值参考区间	字符型	AN..20	—
C61.1.215	实验室检查	尿常规	尿白细胞计数值	受检者尿液中白细胞计数值，计量单位为个/H	数值型	N1..3	—
C61.1.216	实验室检查	尿常规	尿比重	受检者尿液比重数值	数值型	N1..4,2	—
C61.1.217	实验室检查	尿常规	尿蛋白定性检测结果	尿蛋白定性检测结果值	字符型	AN..10	—
C61.1.218	实验室检查	尿常规	尿红细胞计数值	受检者尿液中高倍镜下每视野中红细胞的数量值，计量单位为个/H	数值型	N1..3	—
C61.1.219	实验室检查	尿常规	尿潜血定性检测结果	尿潜血定性检测结果	字符型	AN..10	—
C61.1.220	实验室检查	尿常规	尿糖定性检测结果	尿糖定性检测结果	字符型	AN..10	—

内部标识符	表名	组名	数据元名称	定义	数据类型	数据格式	值域
C61.1.221	实验室检查	尿常规	尿酮体定性检测结果	尿酮体定性检测结果值	字符型	AN..10	—
C61.1.222	实验室检查	尿常规	尿液酸碱度	受检者尿液的pH值	数值型	N3..4,1	—
C61.1.223	实验室检查	尿常规	尿胆红素定性检测结果	尿胆红素定性检测结果值	字符型	AN..10	—
C61.1.224	实验室检查	尿常规	尿胆原检测结果	尿胆原检测结果值	字符型	AN..10	—
C61.1.225	实验室检查	血生化检查	检测时间	实验室检查公元纪年日期和时间的完整描述	日期时间型	DT15	—
C61.1.226	实验室检查	血生化检查	异常标识	检验结果异常情况标识	字符型	AN..10	—
C61.1.227	实验室检查	血生化检查	参考区间	检验结果正常值参考区间	字符型	AN..20	—
C61.1.228	实验室检查	血生化检查	白蛋白浓度	肝功能检查血清白蛋白的检测结果值，计量单位为g/L	数值型	N..2	—
C61.1.229	实验室检查	血生化检查	总蛋白检测值	肝功能检查血清总蛋白的检测结果值，计量单位为g/L	数值型	N..2	—
C61.1.230	实验室检查	血生化检查	球蛋白检测值	肝功能检查血清球蛋白的检测结果值，计量单位为g/L	数值型	N..2	—
C61.1.231	实验室检查	血生化检查	白蛋白/球蛋白比值	肝功能检查血清白蛋白与球蛋白的比值	数值型	N1..4,2	—
C61.1.232	实验室检查	血生化检查	丙氨酸氨基转移酶检测值	受检者丙氨酸氨基转移酶的检测结果值，计量单位为U/L	数值型	N..3	—
C61.1.233	实验室检查	血生化检查	天冬氨酸氨基转移酶检测值	天冬氨酸氨基转移酶的检测结果值，计量单位为U/L	数值型	N..3	—
C61.1.234	实验室检查	血生化检查	血胆碱酯酶活性	受检者血胆碱酯酶活性的检测值，计量单位为%	数值型	N..5,2	—

7.
实验室检查（Laboratory examination）

内部标识符	表名	组名	数据元名称	定义	数据类型	数据格式	值域
C61.1.235	实验室检查	血生化检查	乳酸脱氢酶检测值	受检者乳酸脱氢酶的检测结果值，计量单位为U/L	数值型	N..3	—
C61.1.236	实验室检查	血生化检查	γ-谷氨酰基转移酶检测值	受检者γ-谷氨酰基转移酶的检测结果值，计量单位为U/L	数值型	N..3	—
C61.1.237	实验室检查	血生化检查	谷氨酸脱氢酶检测值	受检者谷氨酸脱氢酶的检测结果值，计量单位为U/L	数值型	N..3	—
C61.1.238	实验室检查	血生化检查	血清总胆红素检测值	受检者单位容积血清中总胆红素的含量，计量单位为μmol/L	数值型	N5,1	—
C61.1.239	实验室检查	血生化检查	结合胆红素检测值	受检者结合胆红素的检测结果值，计量单位为μmol/L	数值型	N..5,1	—
C61.1.240	实验室检查	血生化检查	血糖检测值	受检者空腹时血液中葡萄糖定量检测结果值，计量单位为mmol/L	数值型	N3..4,1	—
C61.1.241	实验室检查	血生化检查	甘油三酯检测值	受检者甘油三酯的检测结果值，计量单位为mmol/L	数值型	N..3,1	—
C61.1.242	实验室检查	血生化检查	极低密度脂蛋白胆固醇检测值	受检者血清极低密度脂蛋白胆固醇的检测结果值，计量单位为mmol/L	数值型	N..5,2	
C61.1.243	实验室检查	血生化检查	血清低密度脂蛋白胆固醇检测值	受检者血清低密度脂蛋白胆固醇的检测结果值，计量单位为mmol/L	数值型	N..5,2	—
C61.1.244	实验室检查	血生化检查	血清高密度脂蛋白胆固醇检测值	受检者血清高密度脂蛋白胆固醇的检测结果值，计量单位为mmol/L	数值型	N..5,2	
C61.1.245	实验室检查	血生化检查	总胆固醇检测值	受检者单位容积血清中胆固醇酯与游离胆固醇的总含量，计量单位为mmol/L	数值型	N..5,2	—

7.
实验室检查（Laboratory examination）

内部标识符	表名	组名	数据元名称	定义	数据类型	数据格式	值域
C61.1.246	实验室检查	血生化检查	血尿素氮检测值	受检者单位容积血清中尿素氮的含量，计量单位为mmol/L	数值型	N..4,1	—
C61.1.247	实验室检查	血生化检查	血肌酐检测值	血肌酐的检测结果值，计量单位为μmol/L	数值型	N3,1	—
C61.1.248	实验室检查	血生化检查	尿酸检测值	血尿酸的检测结果值，计量单位为μmol/L	数值型	N..5	—
C61.1.249	实验室检查	血生化检查	尿素氮肌酐比	肾功能检查血尿素氮与血肌酐的比值	数值型	N..6,2	—
C61.1.250	实验室检查	血生化检查	血钾浓度	受检者血液生化检查中K^+含量的检测结果值，计量单位为mmol/L	数值型	N3..4,1	—
C61.1.251	实验室检查	血生化检查	血钠浓度	受检者血液生化检查中Na^+含量的检测结果值，计量单位为mmol/L	数值型	N4	—
C61.1.252	实验室检查	血生化检查	血钙浓度	受检者血液生化检查中Ca^{2+}含量的检测结果值，计量单位为mmol/L	数值型	N..5,2	—
C61.1.253	实验室检查	血生化检查	血镁浓度	受检者血液生化检查中Mg^{2+}含量的检测结果值，计量单位为mmol/L	数值型	N..5,2	—
C61.1.254	实验室检查	血生化检查	无机磷浓度	受检者血液生化检查中无机磷含量的检测结果值，计量单位为mmol/L	数值型	N..5,2	—
C61.1.255	实验室检查	血生化检查	肌酸激酶检测值	受检者肌酸激酶的检测结果值，计量单位为U/L	数值型	N..5,2	—
C61.1.256	实验室检查	血生化检查	肌酸激酶同工酶检测值	受检者肌酸激酶同工酶的检测结果值，计量单位为ng/ml	数值型	N..5,2	—

7. 实验室检查（Laboratory examination）

内部标识符	表名	组名	数据元名称	定义	数据类型	数据格式	值域
C61.1.257	实验室检查	血生化检查	缺血修饰白蛋白测定值	受检者缺血修饰白蛋白的检测结果值，计量单位为U/ml	数值型	N..5,1	—
C61.1.258	实验室检查	血生化检查	碱性磷酸酶浓度	受检者碱性磷酸酶的检测结果值，计量单位为U/L	数值型	N..5,1	—
C61.1.259	实验室检查	HBV检测	检测时间	实验室检查公元纪年日期和时间的完整描述	日期时间型	DT15	—
C61.1.260	实验室检查	HBV检测	异常标识	检验结果异常情况标识	字符型	AN..10	—
C61.1.261	实验室检查	HBV检测	参考区间	检验结果正常值参考区间	字符型	AN..20	—
C61.1.262	实验室检查	HBV检测	乙型肝炎病毒表面抗原检测结果	乙型肝炎病毒表面抗原定性检测结果	字符型	AN..6	阴性、阳性
C61.1.263	实验室检查	HBV检测	乙型肝炎病毒表面抗体检测结果	乙型肝炎病毒表面抗体定性检测结果	字符型	AN..6	阴性、阳性
C61.1.264	实验室检查	HBV检测	乙型肝炎病毒e抗原检测结果	乙型肝炎病毒e抗原定性检测结果	字符型	AN..6	阴性、阳性
C61.1.265	实验室检查	HBV检测	乙型肝炎病毒e抗体检测结果	乙型肝炎病毒e抗体定性检测结果	字符型	AN..6	阴性、阳性
C61.1.266	实验室检查	HBV检测	乙型肝炎病毒核心抗体检测结果	乙型肝炎病毒核心抗体定性检测结果	字符型	AN..6	阴性、阳性
C61.1.267	实验室检查	大便常规	检测时间	实验室检查公元纪年日期和时间的完整描述	日期时间型	DT15	—
C61.1.268	实验室检查	大便常规	异常标识	检验结果异常情况标识	字符型	AN..10	—
C61.1.269	实验室检查	大便常规	参考区间	检验结果正常值参考区间	字符型	AN..20	—

7. 实验室检查（Laboratory examination）

内部标识符	表名	组名	数据元名称	定义	数据类型	数据格式	值域
C61.1.270	实验室检查	大便常规	隐血试验检测结果	大便隐血试验定性检查结果	字符型	AN..6	—
C61.1.271	实验室检查	大便常规	粪便白细胞计数值	受检者粪便中白细胞计数的含量值，计量单位为个/H	数值型	N1..3	—
C61.1.272	实验室检查	大便常规	粪便红细胞计数值	受检者粪便中红细胞计数的含量值，计量单位为个/H	数值型	N1..3	—
C61.1.273	实验室检查	出凝血常规	检测时间	实验室检查公元纪年日期和时间的完整描述	日期时间型	DT15	—
C61.1.274	实验室检查	出凝血常规	异常标识	检验结果异常情况标识	字符型	AN..10	—
C61.1.275	实验室检查	出凝血常规	参考区间	检验结果正常值参考区间	字符型	AN..20	—
C61.1.276	实验室检查	出凝血常规	血浆 D-二聚体检测值	受检者血浆 D-二聚体的检测结果值，计量单位为mg/L	数值型	N..5,2	—
C61.1.277	实验室检查	出凝血常规	凝血酶原时间检测值	受检者凝血功能检测中凝血酶原时间的检测结果值，计量单位为S	数值型	N..4,2	—
C61.1.278	实验室检查	出凝血常规	活化部分凝血酶时间检测值	受检者凝血功能检测中活化部分凝血酶时间的检测结果值，计量单位为S	数值型	N..4,2	—
C61.1.279	实验室检查	出凝血常规	凝血酶原时间国际标准化比率	凝血酶原时间国际标准化比率值	数值型	N..5,2	—
C61.1.280	实验室检查	出凝血常规	凝血酶时间检测值	受检者凝血功能检测中凝血酶时间的检测结果值，计量单位为S	数值型	N..4,2	—
C61.1.281	实验室检查	出凝血常规	纤维蛋白原检测值	受检者血液纤维蛋白原含量的检测结果值，计量单位为g/L	数值型	N..5,2	—

7.

实验室检查（Laboratory examination）

内部标识符	表名	组名	数据元名称	定义	数据类型	数据格式	值域
C61.1.282	实验室检查	出凝血常规	纤维蛋白原降解产物检测值	受检者血液纤维蛋白原降解产物含量的检测结果值，计量单位为 μg/ml	数值型	N..5,2	—
C61.1.283	实验室检查	肿瘤标记物	检测时间	实验室检查公元纪年日期和时间的完整描述	日期时间型	DT15	—
C61.1.284	实验室检查	肿瘤标记物	异常标识	检验结果异常情况标识	字符型	AN..10	—
C61.1.285	实验室检查	肿瘤标记物	参考区间	检验结果正常值参考区间	字符型	AN..20	—
C61.1.286	实验室检查	肿瘤标记物	糖链抗原125检测值	受检者血液糖链抗原125检测结果值，计量单位为U/ml	数值型	N..6,2	—
C61.1.287	实验室检查	肿瘤标记物	糖链抗原199检测值	受检者血液糖链抗原199检测结果值，计量单位为U/ml	数值型	N..6,2	—
C61.1.288	实验室检查	肿瘤标记物	癌胚抗原检测值	受检者血液癌胚抗原检测结果值，计量单位为ng/ml	数值型	N..6,2	
C61.1.289	实验室检查	肿瘤标记物	甲胎蛋白检测值	受检者血液甲胎蛋白检测结果值，计量单位为ng/ml	数值型	N..6,2	
C61.1.290	实验室检查	肿瘤标记物	鳞癌抗原检测值	受检者血液鳞癌抗原检测结果值，计量单位为ng/ml	数值型	N..6,2	
C61.1.291	实验室检查	肿瘤标记物	神经元特异性烯醇化酶检测值	受检者血液神经元特异性烯醇化酶检测结果值，计量单位为ng/ml	数值型	N..6,2	
C61.1.292	实验室检查	肿瘤标记物	细胞角蛋白19片段检测值	受检者血液细胞角蛋白19片段的检测结果值，计量单位为ng/ml	数值型	N..6,2	
C61.1.293	实验室检查	肿瘤标记物	胃泌素释放肽前体检测值	受检者血液胃泌素释放肽前体检测结果值，计量单位为pg/ml	数值型	N..6,2	—

7.

实验室检查（Laboratory examination）

内部标识符	表名	组名	数据元名称	定义	数据类型	数据格式	值域
C61.1.294	实验室检查	肿瘤标记物	糖链抗原15-3检测值	受检者血液 CA 15-3 检测结果值，计量单位为 U/ml	数值型	N..6,2	—
C61.1.295	实验室检查	性激素检测	检测时间	实验室检查公元纪年日期和时间的完整描述	日期时间型	DT15	—
C61.1.296	实验室检查	性激素检测	异常标识	检验结果异常情况标识	字符型	AN..10	—
C61.1.297	实验室检查	性激素检测	参考区间	检验结果正常值参考区间	字符型	AN..20	—
C61.1.298	实验室检查	性激素检测	卵泡刺激素检测值	卵泡刺激素检测结果值，计量单位为 mIU/ml	数值型	N..5,2	—
C61.1.299	实验室检查	性激素检测	黄体生成素检测值	黄体生成素检测结果值，计量单位为 mIU/ml	数值型	N..5,2	—
C61.1.300	实验室检查	性激素检测	睾酮检测值	睾酮检测结果值，计量单位为 nmol/L	数值型	N..6,2	—
C61.1.301	实验室检查	前列腺特异抗原	检测时间	实验室检查公元纪年日期和时间的完整描述	日期时间型	DT15	—
C61.1.302	实验室检查	前列腺特异抗原	异常标识	检验结果异常情况标识	字符型	AN..10	—
C61.1.303	实验室检查	前列腺特异抗原	参考区间	检验结果正常值参考区间	字符型	AN..20	—
C61.1.304	实验室检查	前列腺特异抗原	PSA检测值	PSA的检测结果值，计量单位为 ng/ml	数值型	N..5	—
C61.1.305	实验室检查	前列腺特异抗原	游离PSA比值（% fPSA）	游离PSA比值的检测结果值，计量单位为%	数值型	N..5,2	—
C61.1.306	实验室检查	前列腺特异抗原	PSA密度（PSAD）	PSA密度检测结果值，计量单位为 $ng/ml \cdot cm^3$	数值型	N..5,2	—
C61.1.307	实验室检查	前列腺特异抗原	PSA速率(PSAV)	PSA速率测算结果值，计量单位为 $ng/ml \cdot a$	数值型	N..5	—

7.

实验室检查（Laboratory examination）

内部标识符	表名	组名	数据元名称	定义	数据类型	数据格式	值域
C61.1.308	实验室检查	前列腺特异抗原	p2PSA检测值	p2PSA检测结果值，计量单位为pg/ml	数值型	N..5,2	—
C61.1.309	实验室检查	前列腺特异抗原	PHI检测值	PHI检测值	数值型	N..5,2	—
C61.1.310	实验室检查	基因检测	基因检测标志	是否进行基因检测标志	逻辑型	T/F	是、否
C61.1.311	实验室检查	基因检测	检测时间	实验室检查公元纪年日期和时间的完整描述	日期时间型	DT15	—
C61.1.312	实验室检查	基因检测	检测方法	检测方法名称	字符型	AN..50	PCR、FISH、RT-PCR、SSCP、NGS、ctDNA检测、其他
C61.1.313	实验室检查	基因检测	标本类型	生物样本类型	字符型	AN..50	血液、唾液、口腔拭子、肿瘤组织、其他
C61.1.314	实验室检查	基因检测	检测类别	基因检测项目所属检测分类	字符型	AN..50	前列腺癌基因检测、同源重组修复基因检测、林奇综合征基因检测、肿瘤突变负荷基因检测、药物敏感基因检测、其他
C61.1.315	实验室检查	基因检测	检测项目名称	基因检测项目名、基因名称	字符型	AN..50	BRCA2、BRCA1、ATM、PALB2、CHEK2、FANCL、RAD51B、RAD51C、RAD51D、BRIP1、BRAD1、CHEK1、MLH1、MSH2、MSH6、PMS2、TMB、其他
C61.1.316	实验室检查	基因检测	基因来源类别	检测基因胚系或体系来源分类	字符型	AN..20	胚系、体系
C61.1.317	实验室检查	基因检测	检测结果	基因检测结果描述	字符型	AN..50	—

7.

实验室检查（Laboratory examination）

8. 医学诊断（Diagnosis）

内部标识符	表名	组名	数据元名称	定义	数据类型	数据格式	值域
C61.1.318	医学诊断	临床诊断	诊断类型	疾病诊断在临床诊疗活动中的分类	字符型	AN..50	门急诊断、入院诊断、出院诊断、病理诊断、主要诊断、其他诊断
C61.1.319	医学诊断	临床诊断	疾病诊断名称	个体罹患疾病的临床诊断在特定分类体系中的名称	字符型	AN..50	ICD-10
C61.1.320	医学诊断	临床诊断	疾病诊断代码	疾病临床诊断在特定分类体系中的代码	字符型	AN..5	ICD-10
C61.1.321	医学诊断	临床诊断	诊断日期	对患者罹患疾病做出诊断时的公元纪年日期	日期型	D8	—
C61.1.322	医学诊断	临床诊断	疾病入院病情	出院诊断疾病入院时情况在特定编码体系中的代码	字符型	AN..20	1有、2临床未确定、3情况不明、4无
C61.1.323	医学诊断	死亡诊断	死亡诊断名称	引起死亡的疾病名称	字符型	AN..50	ICD-10
C61.1.324	医学诊断	死亡诊断	死亡诊断代码	引起死亡的疾病在特定编码体系中的代码	字符型	AN..5	ICD-10
C61.1.325	医学诊断	死亡诊断	直接死亡原因	引起个体死亡直接原因	字符型	AN..50	ICD-10
C61.1.326	医学诊断	死亡诊断	直接死亡原因代码	任何引起个体直接死亡原因的疾病在特定编码体系中的代码	字符型	AN..5	ICD-10

内部标识符	表名	组名	数据元名称	定义	数据类型	数据格式	值域
C61.1.327	医学诊断	死亡诊断	死亡日期时间	个体死亡当日的公元纪年日期和时间的完整描述	日期时间型	DT15	—
C61.1.328	医学诊断	肿瘤诊断	肿瘤诊断机构名称	首次确诊肿瘤的医疗机构名称	字符型	AN..50	—
C61.1.329	医学诊断	肿瘤诊断	肿瘤诊断依据代码	诊断为肿瘤依据的代码，参考IARC/IACR诊断依据编码体系	字符型	AN..50	表7.肿瘤诊断依据代码表
C61.1.330	医学诊断	肿瘤诊断	肿瘤诊断日期	所患肿瘤疾病首次明确诊断当日的公元纪年日期	日期型	D8	—
C61.1.331	医学诊断	肿瘤诊断	诊断年龄	首次诊断为本恶性肿瘤时的实足年龄，填写相应整数，计量单位为岁	数值型	N1..3	—
C61.1.332	医学诊断	肿瘤诊断	分化程度（诊断时）	首次诊断为本恶性肿瘤时的分化程度	字符型	N1	—
C61.1.333	医学诊断	分期	T分期	肿瘤诊断T分期的描述，用以评估原发性肿瘤的范围	字符型	AN..20	TX、T0、T1、T1a、T1b、T1c、T2、T2a、T2b、T2c、T3、T3a、T3b、T4
C61.1.334	医学诊断	分期	N分期	肿瘤诊断N分期的描述，用以评估是否存在区域淋巴结转移及转移范围	字符型	AN..20	NX、N0、N1
C61.1.335	医学诊断	分期	M分期	肿瘤诊断M分期的描述，用以评估是否存在远处转移	字符型	AN..20	M0、M1、M1a、M1b、M1c
C61.1.336	医学诊断	分期	TNM综合分期	肿瘤诊断TNM分期的完整描述	字符型	AN..50	—
C61.1.337	医学诊断	分期	TNM分期类型	TNM分期类别	字符型	AN..50	临床分期、治疗前分期、病理分期、新辅助治疗后分期、初始系统治疗/放疗后分期、复发分期，其他

8.
医学诊断（Diagnosis）

内部标识符	表名	组名	数据元名称	定义	数据类型	数据格式	值域
C61.1.338	医学诊断	分期	TNM分期诊断日期	TNM分期诊断当日公元纪年日期	日期型	D8	—
C61.1.339	医学诊断	分期	肿瘤临床分期	确诊时肿瘤的临床分期，依据WS364.CV05.01.026肿瘤临床分期代码表	字符型	AN..20	表8.肿瘤临床分期代码表
C61.1.340	医学诊断	伴随疾病	其他恶性肿瘤标志	是否有其他恶性肿瘤诊断	逻辑型	T/F	是、否
C61.1.341	医学诊断	伴随疾病	其他恶性肿瘤名称	其他恶性肿瘤诊断名称	字符型	AN..50	ICD-10
C61.1.342	医学诊断	伴随疾病	肾病标志	是否有肾病诊断	逻辑型	T/F	是、否
C61.1.343	医学诊断	伴随疾病	糖尿病标志	是否有糖尿病诊断	逻辑型	T/F	是、否
C61.1.344	医学诊断	伴随疾病	高血压病标志	是否有高血压病诊断	逻辑型	T/F	是、否
C61.1.345	医学诊断	伴随疾病	心脏病标志	是否有心脏病诊断	逻辑型	T/F	是、否
C61.1.346	医学诊断	伴随疾病	脑血管病标志	是否有脑血管病诊断	逻辑型	T/F	是、否

8.

医学诊断（Diagnosis）

9. 医学评估（Medical assessment）

内部标识符	表名	组名	数据元名称	定义	数据类型	数据格式	值域
C61.1.347	医学评估	风险分组	风险分组标准	肿瘤风险分组依据的标准名称	字符型	AN..50	ISUP/WHO、D'Amico、其他
C61.1.348	医学评估	风险分组	风险分组结果	肿瘤风险分组结果	字符型	AN..20	极低危、低危、中危、高危、极高危、其他
C61.1.349	医学评估	风险分组	风险分组日期	肿瘤风险分组评估当日公元纪年日期	日期型	D8	—
C61.1.350	医学评估	复发	复发标志	肿瘤是否复发的标志	逻辑型	T/F	是、否
C61.1.351	医学评估	复发	复发形式	肿瘤复发形式	字符型	AN..20	局部复发、远处转移、生化复发
C61.1.352	医学评估	复发	复发诊断日期	肿瘤复发诊断当日公元纪年日期	日期型	D8	—
C61.1.353	医学评估	转移	转移标志	肿瘤是否转移标志	逻辑型	T/F	是、否
C61.1.354	医学评估	转移	转移部位	肿瘤转移器官的名称	字符型	AN..20	远处淋巴结、脑、肺、肝、骨、肾、其他
C61.1.355	医学评估	转移	转移诊断日期	肿瘤转移诊断当日公元纪年日期	日期型	D8	—
C61.1.356	医学评估	转移	诊断时转移标志	肿瘤首次确诊时是否转移的标志	逻辑型	T/F	是、否

10. 计划与干预（Medical plan and intervention）

内部标识符	表名	组名	数据元名称	定义	数据类型	数据格式	值域
C61.1.357	计划与干预	住院信息	住院次数	患者在医疗机构住院次数	数值型	N..3	—
C61.1.358	计划与干预	住院信息	入院日期	患者实际办理入院手续当日的公元纪年日期	日期型	D8	—
C61.1.359	计划与干预	住院信息	出院日期	住院者实际办理出院手续当日的公元纪年日期	日期型	D8	—
C61.1.360	计划与干预	住院信息	入院科室	入院科室名称，参考 2018 国家卫生健康统计调查制度《医疗卫生机构业务科室分类与代码》CT08.00.002 科室代码	字符型	AN..20	CT08.00.002
C61.1.361	计划与干预	住院信息	出院科室	出院科室名称，参考 2018 国家卫生健康统计调查制度《医疗卫生机构业务科室分类与代码》CT08.00.002 科室代码	字符型	AN..20	CT08.00.002
C61.1.362	计划与干预	住院信息	实际住院天数	个体本次住院实际住院天数，计量单位为天	数值型	N..5	—
C61.1.363	计划与干预	住院信息	治疗方式	个体本次住院肿瘤治疗项目描述	字符型	AN..50	表9. 肿瘤治疗项目代码表
C61.1.364	计划与干预	放射治疗	放疗标志	标识个体是否放疗	逻辑型	T/F	是、否

内部标识符	表名	组名	数据元名称	定义	数据类型	数据格式	值域
C61.1.365	计划与干预	放射治疗	放疗开始日期	放射治疗开始当日公元纪年日期	日期型	D8	—
C61.1.366	计划与干预	放射治疗	放疗结束日期	放射治疗结束当日公元纪年日期	日期型	D8	—
C61.1.367	计划与干预	放射治疗	放疗目的	肿瘤放射治疗目的	字符型	AN..50	辅助性放疗、新辅助放疗、根治性放疗、同步放疗、姑息性放疗、预防性放疗、挽救性放疗、其他
C61.1.368	计划与干预	放射治疗	放疗靶区	放射治疗分区类型	字符型	AN..50	表10. 放疗靶区分类表
C61.1.369	计划与干预	放射治疗	放疗部位	放射治疗的身体解剖部位	字符型	AN..20	肝、肾、脑、骨、淋巴结、其他
C61.1.370	计划与干预	放射治疗	放疗技术	放射治疗技术类型	字符型	AN..50	表11. 放疗技术分类表
C61.1.371	计划与干预	放射治疗	放疗模式	内外照射治疗等放射治疗模式	字符型	AN..20	外照射治疗、近距离照射治疗、联合、其他
C61.1.372	计划与干预	放射治疗	射线类型	放射治疗射线类型	字符型	AN..20	X线、电子线、γ射线、质子、重离子、其他
C61.1.373	计划与干预	放射治疗	放射源	放射性物质类型	字符型	AN..20	放射性铱、碘、钯等
C61.1.374	计划与干预	放射治疗	放疗次数	实际执行的放疗次数	数值型	N1..3	—
C61.1.375	计划与干预	放射治疗	放疗总剂量	实际执行的放疗总量；单位：Gy	数值型	N..3	—
C61.1.376	计划与干预	放射治疗	放疗单次剂量	实际执行的放疗单次总量；单位：Gy	数值型	N..5,2	—
C61.1.377	计划与干预	放射治疗	不良反应描述	放射治疗不良反应，参考CTCAE 5.0不良事件通用术语评价标准	字符型	AN..50	CTCAE 5.0
C61.1.378	计划与干预	放射治疗	治疗效果评价	肿瘤治疗疗效评价	字符型	AN..50	CR、PR、PD、SD、骨痛缓解、其他、未知、不确定

10.

计划与干预（Medical plan and intervention）

内部标识符	表名	组名	数据元名称	定义	数据类型	数据格式	值域
C61.1.379	计划与干预	放射治疗	疗效评价日期	肿瘤治疗疗效评价当日公元纪年日期	日期型	D8	—
C61.1.380	计划与干预	放射治疗	疗效评价方法	疗效评价依据的临床观测项目	字符型	AN..50	PSA 反应率、影像检查类别名称、骨痛缓解率、其他
C61.1.381	计划与干预	药物治疗	药物治疗分类	抗肿瘤药物分类	字符型	AN..50	化学治疗、去势治疗、新型内分泌治疗、免疫治疗、靶向治疗、其他
C61.1.382	计划与干预	药物治疗	药物名称	抗肿瘤药物名称	字符型	AN..50	—
C61.1.383	计划与干预	药物治疗	治疗目的	肿瘤药物治疗目的	字符型	AN..50	辅助治疗、新辅助治疗、姑息性治疗、根治性治疗、联合治疗、挽救性治疗、其他
C61.1.384	计划与干预	药物治疗	药物使用次剂量	单次使用药物的剂量值	数值型	N..5,2	—
C61.1.385	计划与干预	药物治疗	药物使用剂量单位	药物使用剂量的计量单位	字符型	AN..6	—
C61.1.386	计划与干预	药物治疗	药物使用频率	单位时间内药物使用的次数，参考CV06.00.228药物使用频次代码表	字符型	AN..20	表12.药物使用频次代码表
C61.1.387	计划与干预	药物治疗	药物使用途径	药物使用途径，参考CV06.00.102用药途径代码表	字符型	AN..10	表13.用药途径代码表
C61.1.388	计划与干预	药物治疗	用药开始日期时间	患者用药开始日的公元纪年日期和时间的完整描述	日期时间型	DT15	—
C61.1.389	计划与干预	药物治疗	用药停止日期时间	患者用药停止日的公元纪年日期和时间的完整描述	日期时间型	DT15	—
C61.1.390	计划与干预	药物治疗	治疗效果评价	肿瘤治疗疗效评价	字符型	AN..50	CR、PR、PD、SD、骨痛缓解、其他、未知、不确定
C61.1.391	计划与干预	药物治疗	疗效评价日期	肿瘤治疗疗效评价当日公元纪年日期	日期型	D8	—

10.

计划与干预（Medical plan and intervention）

内部标识符	表名	组名	数据元名称	定义	数据类型	数据格式	值域
C61.1.392	计划与干预	药物治疗	疗效评价方法	疗效评价依据的临床观测项目	字符型	AN..50	PSA 反应率、CT\MRI\ECT等影像检查、骨痛缓解率、其他
C61.1.393	计划与干预	药物治疗	药物不良反应描述	药物不良反应的描述，参考CTCAE 5.0 不良事件通用术语评价标准	字符型	AN..100	参考 CTCAE 5.0
C61.1.394	计划与干预	药物治疗	治疗周期计数	连续周期性治疗药物的治疗周期计数	数值型	N1..3	—
C61.1.395	计划与干预	临床试验	临床试验筛选标志	个体是否进行临床试验筛选的标志	逻辑型	T/F	是、否
C61.1.396	计划与干预	临床试验	临床试验治疗类型	临床试验中肿瘤治疗项目	字符型	AN..50	表9肿瘤治疗项目代码表
C61.1.397	计划与干预	临床试验	临床试验状态	个体参与临床试验的总体情况	字符型	AN..50	符合并参与、参与并中止、参与并完成、符合并拒绝、不符合
C61.1.398	计划与干预	临床试验	临床试验编号名称	临床试验的标识编号和名称	字符型	AN..50	—
C61.1.399	计划与干预	临床试验	临床试验入组日期	个体入组试验的公元纪年日期	日期型	D8	—
C61.1.400	计划与干预	临床试验	临床试验出组日期	参与临床试验的个体出组当日的公元纪年日期	日期型	D8	—
C61.1.401	计划与干预	临床试验	临床试验中止原因	个体参与临床试验未到达终点的原因描述	字符型	AN..50	—
C61.1.402	计划与干预	临床试验	临床试验总体疗效	肿瘤治疗疗效评价	字符型	AN..50	—
C61.1.403	计划与干预	临床试验	疗效评价日期	肿瘤治疗疗效评价当日公元纪年日期	日期型	D8	—
C61.1.404	计划与干预	临床试验	疗效评价方法	疗效评价依据的临床观测项目	字符型	AN..50	—
C61.1.405	计划与干预	穿刺活检	风险预测标志	是否行恶性肿瘤风险预测	逻辑型	T/F	是、否
C61.1.406	计划与干预	穿刺活检	风险预测结果	恶性肿瘤风险预测标准（ERSPC、PCPT）和结果的详细描述	字符型	AN..50	穿刺阳性风险预测结果

内部标识符	表名	组名	数据元名称	定义	数据类型	数据格式	值域
C61.1.407	计划与干预	穿刺活检	操作记录	前列腺穿刺术操作过程描述	字符型	AN..500	—
C61.1.408	计划与干预	穿刺活检	操作日期	前列腺穿刺术操作当日的公元纪年日期	日期型	D8	—
C61.1.409	计划与干预	穿刺活检	穿刺活检部位	前列腺穿刺术穿刺部位具体描述	字符型	AN..50	—
C61.1.410	计划与干预	穿刺活检	引导方式	引导操作的影像学技术名称	字符型	AN..50	经直肠超声、核磁共振、其他
C61.1.411	计划与干预	穿刺活检	穿刺入路	前列腺穿刺术途径入路	字符型	AN..50	经直肠穿刺、经会阴穿刺、其他
C61.1.412	计划与干预	穿刺活检	穿刺数量	前列腺穿刺术穿刺针数	数值型	N1..2	—
C61.1.413	计划与干预	穿刺活检	并发症标志	是否有穿刺术并发症	逻辑型	T/F	是、否
C61.1.414	计划与干预	穿刺活检	并发症描述	前列腺穿刺术并发症名称	字符型	AN..50	血尿、血精、感染、直肠出血、尿潴留、其他
C61.1.415	计划与干预	穿刺活检	重复穿刺标志	是否有既往前列腺穿刺活检	逻辑型	T/F	是、否
C61.1.416	计划与干预	手术	手术入路	前列腺癌手术治疗的手术入路分类	字符型	AN..20	开放性、腔镜转开放性、单纯腔镜、机器人辅助腹腔镜、其他
C61.1.417	计划与干预	手术	手术/操作名称	手术/操作的标准名称，依据《国际疾病分类 临床修订版ICD9-CM》	字符型	AN..80	ICD-9-CM
C61.1.418	计划与干预	手术	手术/操作代码	《国际疾病分类 临床修订版ICD9-CM》手术/操作的分类代码	字符型	AN..5	ICD-9-CM
C61.1.419	计划与干预	手术	手术性质	肿瘤手术治疗性质在特定分类体系中的类别	字符型	AN..20	1.根治性、2.扩大根治性、3.姑息性、4.探查/活检、5.减瘤手术、6.放疗后挽救性RP、其他

内部标识符	表名	组名	数据元名称	定义	数据类型	数据格式	值域
C61.1.420	计划与干预	手术	手术级别	手术操作所属级别，依据手术分级标准体系	字符型	AN..5	1级、2级、3级、4级、其他
C61.1.421	计划与干预	手术	手术日期	手术操作开始当日的公元纪年日期	日期型	D8	—
C61.1.422	计划与干预	手术	手术时长	手术操作持续时间，计量单位为min	数值型	N1..5	—
C61.1.423	计划与干预	手术	手术出血量（mL）	患者手术过程中出血量的累计值，计量单位为mL	数值型	N..5	—
C61.1.424	计划与干预	手术	术中输血标志	手术中是否输血治疗的标志	逻辑型	T/F	是、否
C61.1.425	计划与干预	手术	术中输血成分	手术中输注血液制品的成分名	字符型	AN..20	—
C61.1.426	计划与干预	手术	术中输血量	手术中血液制品的输注量	字符型	AN..50	—
C61.1.427	计划与干预	手术	淋巴结清扫标志	术中是否行淋巴结清扫治疗的标志	逻辑型	T/F	是、否
C61.1.428	计划与干预	手术	局部淋巴结手术范围	术中切除区域淋巴结范围描述	字符型	AN..100	—
C61.1.429	计划与干预	手术	术中并发症标志	标志手术中是否有手术并发症	逻辑型	T/F	是、否
C61.1.430	计划与干预	手术	术中并发症描述	术中并发症具体描述	字符型	AN..50	—
C61.1.431	计划与干预	手术	术中并发症处理	术中并发症的治疗方法描述	字符型	AN..100	—
C61.1.432	计划与干预	手术	送检标本标志	手术中是否有生物标本送检	逻辑型	T/F	是、否
C61.1.433	计划与干预	手术	送检标本名称	手术中送检生物标本名称	字符型	AN..100	—
C61.1.434	计划与干预	手术	原发部位手术切除日期	原发肿瘤切除手术当日公元纪年日期	日期型	D8	—
C61.1.435	计划与干预	术后恢复	术后并发症标志	术后是否发生手术并发症	逻辑型	T/F	是、否
C61.1.436	计划与干预	术后恢复	术后并发症发生日期	术后并发症诊断当日的公元纪年日期	日期型	D8	—

10.

计划与干预（Medical plan and intervention）

内部标识符	表名	组名	数据元名称	定义	数据类型	数据格式	值域
C61.1.437	计划与干预	术后恢复	术后并发症名称	术后并发症具体描述	字符型	AN..100	吻合口瘘、吻合口狭窄、尿道狭窄、肾积水、尿潴留、尿漏、尿失禁、直肠损伤、继发出血、泌尿系感染、脓肿、贫血、丧失勃起功能、深部静脉血栓、淋巴囊肿、肺栓塞、切口种植转移、切口感染、心脑血管意外、其他
C61.1.438	计划与干预	术后恢复	术后并发症治疗	术后并发症的治疗方法描述	字符型	AN..100	—
C61.1.439	计划与干预	术后恢复	盆腔引流标志	手术治疗是否留置盆腔引流	逻辑型	T/F	是、否
C61.1.440	计划与干预	术后恢复	盆腔引流时长(d)	手术治疗留置盆腔引流的时长，计量单位为天	数值型	N..2	—
C61.1.441	计划与干预	术后恢复	切口愈合分级	手术切口愈合分级	字符型	AN..10	甲、乙、丙、其他
C61.1.442	计划与干预	术后恢复	术后住院时长(d)	手术后住院时长，计量单位为天	数值型	N..3	—
C61.1.443	计划与干预	其他治疗	治疗方案名称	肿瘤治疗方法名称	字符型	AN..100	核医学、冰冻、HIFU、其他
C61.1.444	计划与干预	其他治疗	治疗开始日期	肿瘤治疗开始当日公元纪年日期	日期型	D8	
C61.1.445	计划与干预	其他治疗	治疗结束日期	肿瘤治疗结束当日公元纪年日期	日期型	D8	—
C61.1.446	计划与干预	其他治疗	不良反应描述	患者出现治疗不良反应的描述	字符型	AN..50	—
C61.1.447	计划与干预	其他治疗	治疗效果评价	肿瘤治疗疗效评价	字符型	AN..50	CR、PR、PD、SD、骨痛缓解、其他、未知、不确定
C61.1.448	计划与干预	其他治疗	疗效评价日期	肿瘤治疗疗效评价当日公元纪年日期	日期型	D8	—
C61.1.449	计划与干预	其他治疗	疗效评价方法	疗效评价依据的临床观测项目	字符型	AN..50	PSA 反应率、CT\MRI\ECT等影像检查、骨痛缓解率、其他

内部标识符	表名	组名	数据元名称	定义	数据类型	数据格式	值域
C61.1.450	计划与干预	随访信息	随访标志	是否有随访的标志	逻辑型	T/F	是、否
C61.1.451	计划与干预	随访信息	随访总体状况	随访个体生存总体情况分类	字符型	A..20	生存、死亡、失访、其他
C61.1.452	计划与干预	随访信息	随访方式	医学随访的方式，参考CV06.00.207	字符型	A..20	表14.随访方式代码表
C61.1.453	计划与干预	随访信息	随访日期	对个体进行随访当日的公元纪年日期	日期型	D8	—
C61.1.454	计划与干预	随访信息	年度随访第次	此次随访是本年度随访总次数的第几次	数值型	N..12	—
C61.1.455	计划与干预	随访信息	撤销随访管理日期	撤销对随访对象进行随访管理当日的公元纪年日期的完整描述	日期型	D8	—
C61.1.456	计划与干预	随访信息	撤销随访管理原因	撤销随访管理原因描述	字符型	AN..50	—

10.

计划与干预（Medical plan and intervention）

11. 卫生费用（Healthcare expenditure）

内部标识符	表名	组名	数据元名称	定义	数据类型	数据格式	值域
C61.1.457	卫生费用	住院费用	住院费用分类名称	住院者住院所发生的收费项目类别	字符型	A..20	—
C61.1.458	卫生费用	住院费用	住院费用分类金额	住院期间费用分类金额，计量单位为人民币元	数值型	N..10，2	—
C61.1.459	卫生费用	住院费用	住院费用金额	住院期间所有项目费用总计，计量单位为人民币元	数值型	N..10,2	—
C61.1.460	卫生费用	住院费用	医疗费用付费方式	住院治疗所发生费用的结算方式	字符型	AN..50	表15. 医疗付费方式代码表

12. 卫生机构（Healthcare organization）

内部标识符	表名	组名	数据元名称	定义	数据类型	数据格式	值域
C61.1.461	卫生机构	机构标识	机构名称	机构的组织机构名称	字符型	AN..70	医疗机构名称
C61.1.462	卫生机构	机构标识	组织机构代码	机构对应的针对组织机构的特殊编码体系中的代码	字符型	AN20	医疗机构代码

13. 数据元值域代码表（Data element range code table）

表 1　身份证件类别代码表，参考 CV02.01.101

值	值含义
01	居民身份证
02	居民户口簿
03	护照
04	军官证
05	驾驶证
06	港澳居民来往内地通行证
07	台湾居民来往内地通行证
99	其他法定有效证件

表2 人的地址类别代码表

值	值含义
01	户籍住址
02	工作场所地址
03	家庭常住住址
04	通讯地址
05	暂住地址
06	出生地址
07	变迁地址
08	现住址

表3 既往常见疾病种类代码表，参考 CV02.10.005

值	值含义
01	无
02	高血压
03	糖尿病
04	冠心病
05	慢性阻塞性肺疾病
06	恶性肿瘤
07	脑卒中
08	重性精神疾病

值	值含义
09	结核病
10	肝脏疾病
11	先天畸形
12	职业病
13	肾脏疾病
14	贫血
98	其他法定传染病
99	其他

表 4　检查部位代码，参考 CV04.30.005

值	值含义
01	头部
02	颈椎
03	胸椎
04	腰椎
05	骶椎
06	尾椎
07	胸部
08	锁骨
09	乳房

值	值含义
10	腹部
11	骨盆
12	髋
13	肩部
14	肘
15	膝
16	脚踝
17	手
18	足
19	下肢
20	头
21	心脏
22	颈部
23	腿
24	胳臂
25	颌
26	肾脏
27	肾上腺
28	垂体

13. 数据元值域代码表（Data element range code table）

值	值含义
29	鼻咽部
30	眼眶
31	内听道
32	乳突
33	蝶鞍
34	鼻窦
35	腮腺
36	喉
37	甲状腺
99	其他

表 5　前列腺恶性肿瘤的组织病理学分型表

值	值含义
01	腺泡腺癌
02	导管腺癌
03	导管内癌
04	基底细胞癌
05	移行细胞癌

值	值含义
06	鳞状细胞癌
07	神经内分泌肿瘤
08	腺鳞癌
09	肉瘤
99	其他

表6　肿瘤组织学等级和分化程度诊断编码表

值	值含义
01	Ⅰ级，高分化
02	Ⅱ级，中分化
03	Ⅲ级，低分化
04	Ⅳ级，未分化、间变
09	未确定，未说明或不适用

表7　肿瘤诊断依据代码表

值	值含义
0	死亡证明：死亡证明是唯一的信息来源
1	临床诊断：非死亡诊断、非以下2~7来源诊断
2	临床检查：各种诊断技术（X线、内镜、造影、超声、手术探查与尸检）非组织学诊断

值	值含义
4	特异肿瘤标志物：肿瘤特异性的生化和/或免疫标志物
5	细胞学：原发或继发部位细胞检测，包括内镜和采样针抽液，包括外周血涂片和骨髓抽检
6	转移瘤组织学：转移病灶组织学检测包括尸检标本
7	原发瘤组织学：原发肿瘤组织学检测，各种方式标本包括所有切除标本和骨髓活检，包括原发肿瘤尸检标本
9	不详：无诊断依据信息（例如只有既往史或病人信息系统记录）

表 8　肿瘤临床分期代码表，参考 CV05.01.026

值	值含义
1	0 期
2	Ⅰ 期
3	Ⅱ 期
4	Ⅲ 期
5	Ⅳ 期
6	无法判定

表 9　肿瘤治疗项目代码表

值	值含义
1	手术治疗
2	放射治疗

13. 数据元值域代码表（Data element range code table）

值	值含义
3	化学治疗
4	内分泌治疗
5	靶向治疗
6	免疫治疗
7	中医治疗
8	介入治疗
9	止痛治疗
10	其他治疗
11	未治疗
99	不明

表 10　放疗靶区分类表

值	值含义
01	肿瘤区（GTV）
02	肿瘤原发灶（GTV-T）
03	淋巴结转移灶（GTV-nd）
04	临床靶区（CTV）
05	邻近肿瘤的软组织或淋巴结（CTV1）
06	淋巴结预防照射区（CTV2）
07	计划靶区（PTV）

值	值含义
08	内移动靶区（IVT）
09	危及器官（OAR）
10	计划危及器官（PRV）
99	其他

表 11　放疗技术分类表

值	值含义
01	二维放疗（2DRT）
02	三维适形放疗（3DCRT）
03	调强适形放疗（IMRT）
04	立体定向放疗（SBRT）
05	图像引导调强适形放疗（IGRT）
06	剂量引导调强适形放疗（DGRT）
07	容积调强弧形放疗（VMAT）
08	螺旋断层放疗（TOMO）
99	其他

13. 数据元值域代码表（Data element range code table）

表 12 药物使用频次代码表，参考 CV06.00.228

值	值含义
1	bid
2	biw
3	Hs
4	q12h
5	q1h
6	q3h
7	q6h
8	q8h
9	qd
10	qid
11	qod
12	qw
13	st
99	其他

13.

数据元值域代码表（Data element range code table）

表13 用药途径代码表，参考 CV06.00.102

值	值含义
1	口服
2	直肠用药
3	舌下用药
4	注射用药
401	皮下注射
402	皮内注射
403	肌肉注射
404	静脉注射或静脉滴注
5	吸入用药
6	局部用药
601	椎管内用药
602	关节腔内用药
603	胸膜腔用药
604	腹腔用药
605	阴道用药
606	气管内用药
607	滴眼
608	滴鼻
609	喷喉

13. 数据元值域代码表（Data element range code table）

值	值含义
610	含化
611	敷伤口
612	擦皮肤
699	其他局部用药途径
9	其他用药途径

表 14　随访方式代码表，参考 CV06.00.207

值	值含义
1	门诊
2	家庭
3	电话
4	短信
5	网络
9	其他

表 15　医疗付费方式代码表

值	名称
1.1	本市城镇职工基本医疗保险
1.2	外埠城镇职工基本医疗保险
2.1	本市城乡居民基本医疗保险

13.
数据元值域代码表（Data element range code table）

值	名称
2.2	外埠城镇居民基本医疗保险
3.1	本市新型农村合作医疗
3.2	外埠新型农村合作医疗
4	贫困救助
5	商业医疗保险
6	全公费
7	全自费
8	其他社会保险
9	其他

参考文献

[1] 中华人民共和国卫生部.中华人民共和国卫生行业标准：卫生信息数据元目录（国卫通〔2011〕13号）

[2] 中华人民共和国卫生部.中华人民共和国卫生行业标准：卫生信息数据元值域代码（国卫通〔2011〕13号）

[3] 中华人民共和国国家卫生和计划生育委员会.中华人民共和国卫生行业标准：电子病历基本数据集（国卫通〔2014〕5号）

[4] 中华人民共和国国家卫生和计划生育委员会.中华人民共和国卫生行业标准：电子病历共享文档规范（国卫通〔2016〕12号）

[5] 中国卫生信息与健康医疗大数据学会.中国人群肿瘤登记数据集标准（T/CHIA18-2021）

[6] 朱耀.中国前列腺癌患者基因检测专家共识（2020年版）.中国癌症杂志，2020，30（7）：551-560

[7] 中华医学会泌尿外科学分会，中国前列腺癌联盟.转移性前列腺癌化疗中国专家共识（2019版）.中华泌尿外科杂志，2019，40（10）：721-725

[8] 中国临床肿瘤学会.CSCO前列腺癌诊疗指南（2021版）

[9] EAU-EANM-ESTRO-ESUR-SIOG Guidelines on Prostate Cancer-2020

[10] NCCN Clinical Practice Guidelines in Oncology Prostate Cancer. Version 2.2021

[11] The Cancer Outcomes and Services Dataset. V9.0

[12] SEER Program Coding and Staging Manual 2021